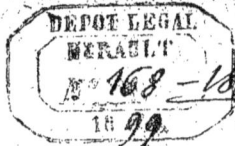

CONTRIBUTION A L'ÉTUDE

DU

TRAITEMENT DU LUPUS

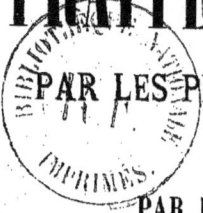

PAR LES PRÉPARATIONS MERCURIELLES

ET EN PARTICULIER

PAR LES INJECTIONS DE CALOMEL

PAR

Louis CABROL

Docteur en médecine

ANCIEN EXTERNE DES HOPITAUX DE MONTPELLIER
EX-INTERNE DES HOPITAUX DE CETTE
AIDE DE CLINIQUE DES MALADIES SYPHILITIQUES ET CUTANÉES
A LA FACULTÉ DE MONTPELLIER

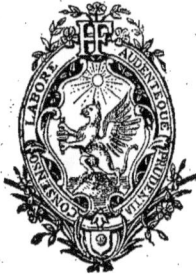

MONTPELLIER
IMPRIMERIE CENTRALE DU MIDI
(HAMELIN FRÈRES)
—
1899

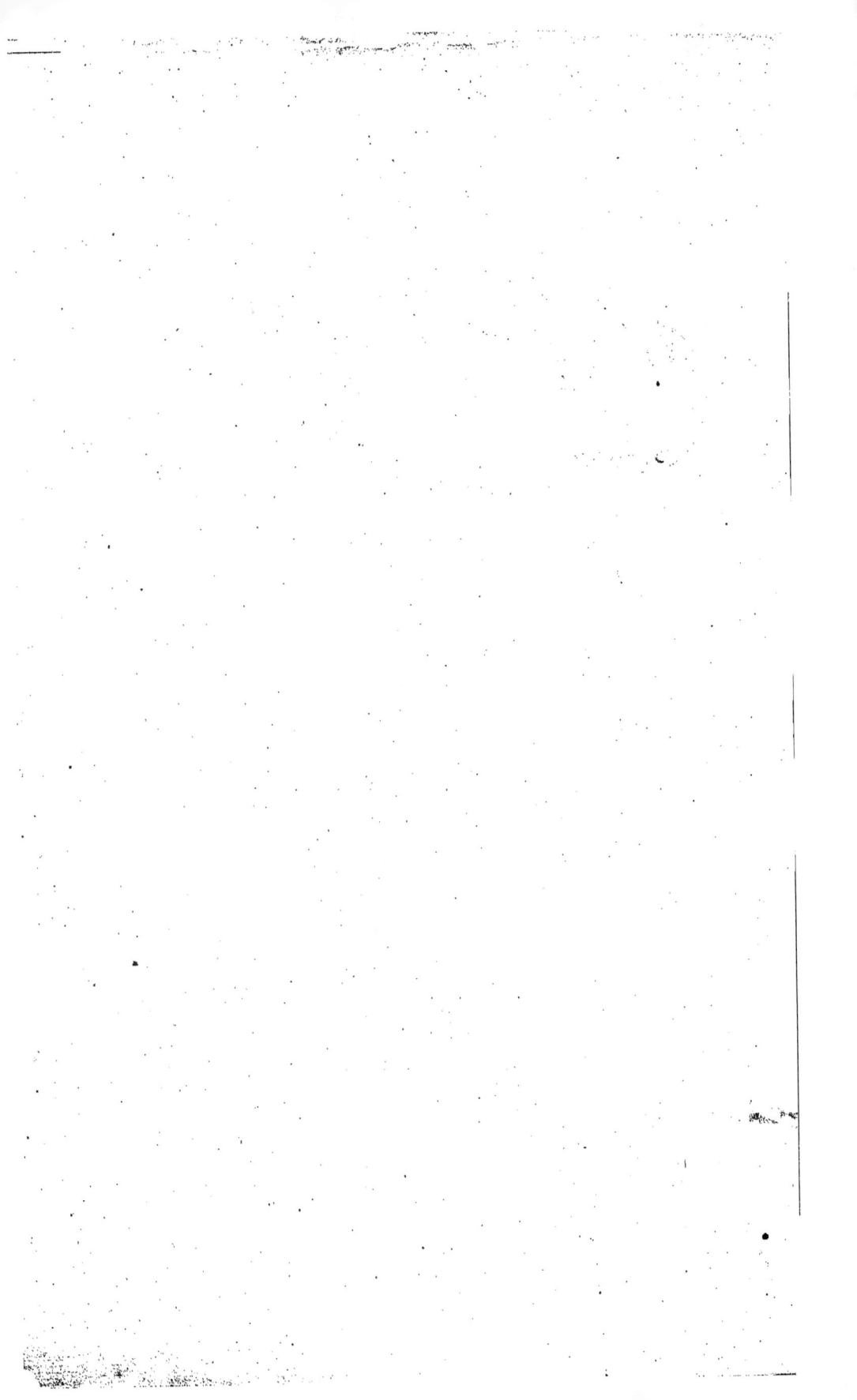

CONTRIBUTION A L'ÉTUDE

DU

TRAITEMENT DU LUPUS

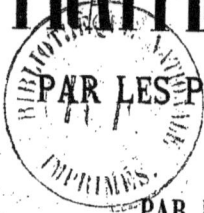

PAR LES PRÉPARATIONS MERCURIELLES

ET EN PARTICULIER

PAR LES INJECTIONS DE CALOMEL

PAR

Louis CABROL

Docteur en médecine

ANCIEN EXTERNE DES HOPITAUX DE MONTPELLIER
EX-INTERNE DES HOPITAUX DE CETTE
AIDE DE CLINIQUE DES MALADIES SYPHILITIQUES ET CUTANÉES
A LA FACULTÉ DE MONTPELLIER

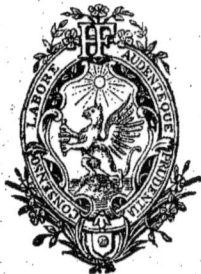

MONTPELLIER
IMPRIMERIE CENTRALE DU MIDI
(HAMELIN FRÈRES)
—
1899

CONTRIBUTION A L'ÉTUDE

DU

TRAITEMENT DU LUPUS

PAR LES PRÉPARATIONS MERCURIELLES

ET EN PARTICULIER

PAR LES INJECTIONS DE CALOMEL

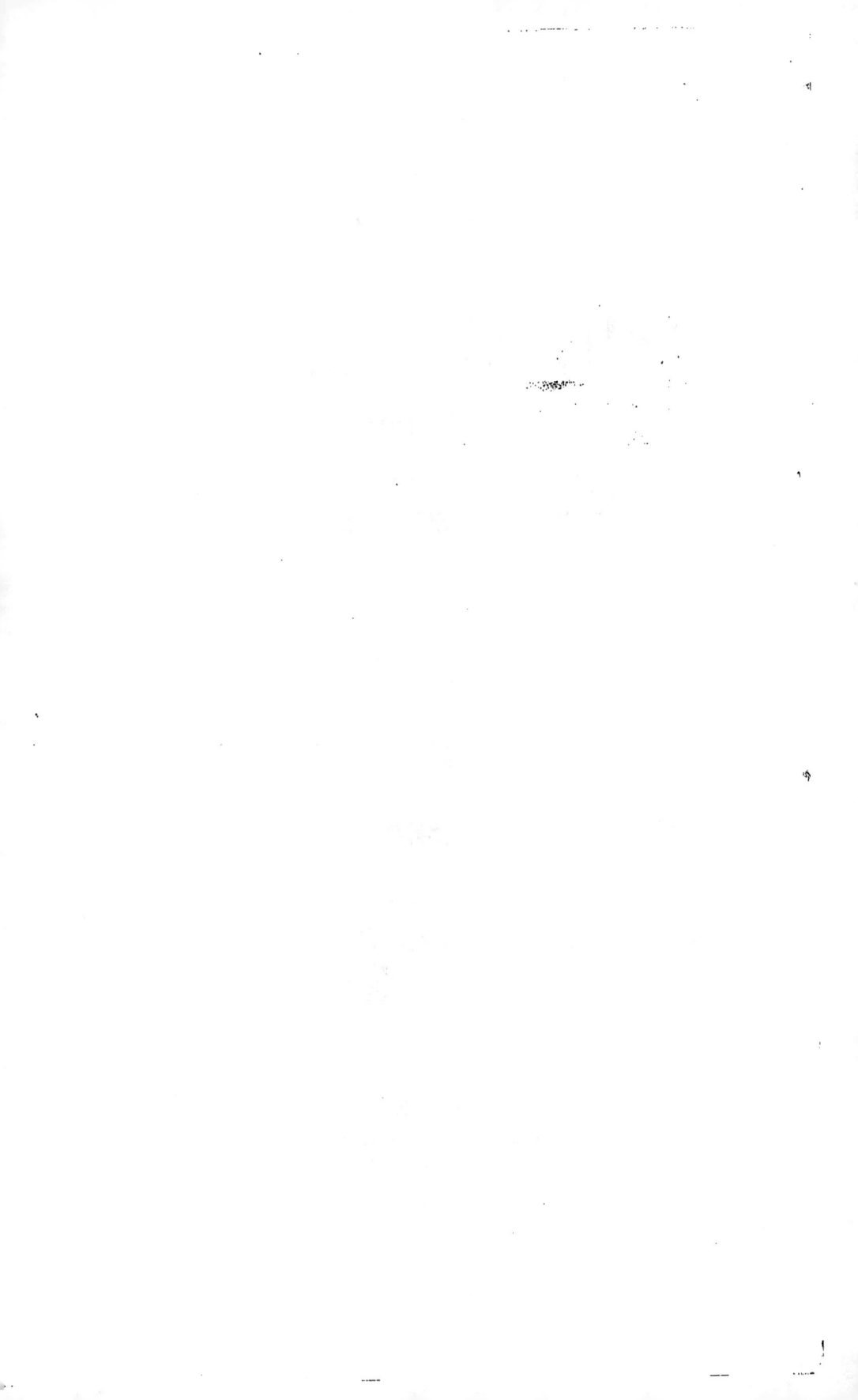

CONTRIBUTION A L'ÉTUDE

DU

TRAITEMENT DU LUPUS

PAR LES PRÉPARATIONS MERCURIELLES

ET EN PARTICULIER

PAR LES INJECTIONS DE CALOMEL

PAR

Louis CABROL

Docteur en médecine

ANCIEN EXTERNE DES HOPITAUX DE MONTPELLIER
EX-INTERNE DES HOPITAUX DE CETTE
AIDE DE CLINIQUE DES MALADIES SYPHILITIQUES ET CUTANÉES
A LA FACULTÉ DE MONTPELLIER

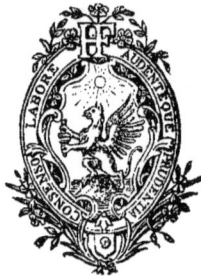

MONTPELLIER
IMPRIMERIE CENTRALE DU MIDI
(HAMELIN FRÈRES)
—
1899

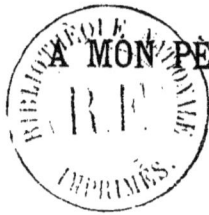

A MON PÈRE, A MA MÈRE

A MON FRÈRE

A MES PARENTS

A MES AMIS

L. CABROL.

A M. L'INTENDANT MILITAIRE POUTINGON

Faible témoignage de ma profonde reconnaissance.

A M. LE PROFESSEUR BERTIN-SANS

A M. LE PROFESSEUR MAIRET

L. CABROL.

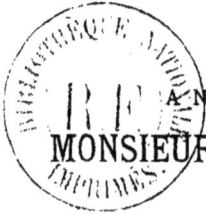

A NOTRE PRÉSIDENT DE THÈSE

MONSIEUR LE PROFESSEUR DUCAMP

L'expression de notre gratitude pour ses excellents
enseignements et le bienveillant accueil que nous avons
trouvé toujours auprès de lui.

A M. LE PROFESSEUR AGRÉGÉ BROUSSE

Nos plus vifs remerciements pour les marques
d'intérêt qu'il nous a bien voulu témoigner, et
l'assurance de la respectueuse sympathie qu'il
nous inspire.

A MESSIEURS LES PROFESSEURS AGRÉGÉS

BOSC, VALLOIS, RAUZIER ET MOITESSIER

A MESSIEURS LES DOCTEURS

VEDEL ET GUÉRIN-VALMALE

CHEFS DE CLINIQUE MÉDICALE ET OBSTÉTRICALE

L. CABROL.

PLAN

INTRODUCTION

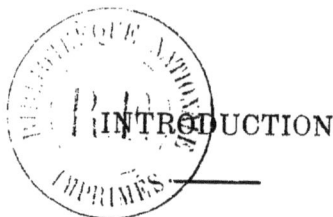

La méthode de traitement du lupus par la médication mercurielle interne, et plus spécialement par les injections intramusculaires profondes de calomel, a été l'objet — depuis les communications du professeur Fournier (1896 et 1897) à la Société de Dermatologie — de multiples expérimentations de la part des docteurs Truffi, de Pavie ; Asselbergs, de Bruxelles ; Du Castel, etc.

L'efficacité de cette méthode étant loin d'être admise par tous les auteurs (Société de Dermatologie, juillet 1898), nous jugeons utile d'ajouter à la liste des observations déjà publiées sur la question, trois cas de lupus heureusement traités par la médication mercurielle interne.

OBSERVATION I *(inédite)*.

La nommée C.... (Eugénie), vingt-cinq ans, originaire des Pyrénées-Orientales, entre le 13 avril à l'hôpital St-Eloi, dans le service de M. le professeur Brousse, pour un lupus ulcéreux du nez et de la joue droite.

Le début de la lésion remonte à sept ans. A deux reprises, elle a été traitée avec un succès passager par le raclage et des cautérisations diverses.

Nous ne relevons rien d'intéressant dans les antécédents héréditaires (ni tuberculose, ni syphilis).

Comme antécédents personnels, nous trouvons quatre bronchites pour lesquelles la malade se souvient avoir été énergiquement traitée, et une pleurésie gauche avec épanchement dont subsistent encore quelques traces. La malade se plaint d'un point de côté gauche et l'auscultation révèle à la base gauche quelques frottements ; au sommet du même côté la respiration est rude, l'expiration prolongée.

La lésion actuelle occupe les deux tiers inférieurs du nez, les deux narines et empiète sur la joue droite sur une étendue de trois ou quatre centimètres carrés. La narine droite présente une légère perte de substance et semble en voie de cicatrisation. La narine gauche est tuméfiée, profondément infiltrée. La lésion est en partie recouverte par des croûtes jaunes noirâtres dont la chute, provoquée par des applications émollientes, laisse voir une vaste et profonde ulcération. Elle est entourée d'une zône de congestion contenant de nombreux nodules de dimensions diverses.

Le diagnostic porté est celui du lupus ulcéreux. Ce diagnostic clinique a été doublement vérifié et confirmé.

M. le docteur Vedel, chef du laboratoire d'anatomie pathologique, constate chez la malade, environ trente-cinq heures après inoculation d'une faible dose de tuberculine de Koch (2 déci-milligrammes), une réaction fébrile caractéristique (1). Cette réaction, il est vrai, peut être due ici à un début de tuberculose pulmonaire dont la malade présente quelques symptômes cliniques signalés plus haut. Mais cette élévation de température a été accompagnée d'une *réaction locale* consistant subjectivement en une sensation de tension, très nettement ressentie, du côté des lésions et objectivement par une rougeur limitée à la zone occupée par ces dernières.

D'autre part, M. le professeur Bosc a bien voulu nous communiquer les résultats de l'examen microscopique prati-

---

(1) *Du diagnostic précoce de la tuberculose humaine par de faibles doses de tuberculine* (Grasset et Vedel, 1896). Communication au congrès de Lille, 1899.

qué sur un fragment des lésions détaché de la narine gauche de la malade.

La végétation remise est du volume d'un petit pois, oblongue, blanchâtre, ulcérée sur un point, résistante à la pression.

Aussitôt après la biopsie, elle est fixée dans le sublimé à saturation coupée après inclusion dans la paraffine.

Colorations par l'hématoxyline éosine et le Ziehl, suivi de bleu de Méthyle.

L'examen microscopique des coupes, à un faible grossissement, montre au niveau de cette végétation ulcérée une prolifération épithéliale intense. A la partie superficielle, existe une couche épaisse de cellules épidermiques, en dégénérescence cornée sur une assez grande profondeur, et en voie de desquamation. Cet épithélium s'enfonce profondément sous forme de bourgeons volumineux contenant des globes épidermiques. Au niveau des points ulcérés, la désintégration cornée de la surface envahit la partie centrale des bourgeons épithéliaux, rejoint un processus identique développé au niveau d'énormes globes épidermiques que renferment ces derniers produisant ainsi une ulcération profonde. Cette ulcération gagne ensuite en surface et en profondeur, et peut atteindre ainsi le tissu conjonctif dans lequel on note des hémorragies diffuses ou en nappe et une infiltration de globules blancs.

La disposition papillaire du tégument n'est plus reconnaissable. Ces gros bourgeons épithéliaux de la surface envoient, en effet, dans le derme des prolongements qui s'anastomosent, forment des placards de volume variable de cellules épidermiques et qui renferment des globes épidermiques.

Tout le derme est ainsi envahi.

On est donc en présence de la structure la plus typique de l'Epothélioma pavimenteux lobulé à globes épidermiques.

La disposition des trainées et des placards est remarquable

en ce sens qu'ils constituent un réseau limitant de très larges espaces arrondis ou ovalaires et constitués par un tissu de granulation ayant par place l'aspect caractéristique d'un tissu épithélioïde. Dans ce tissu on note de petits amas irréguliers isolés et qui, à un faible grossissement, font penser à une cellule géante. Mais si on examine attentivement une série de ces espaces, on voit que les trainées épithéliales qui les limitent émettent de petits prolongements, véritables pointes d'accroissement, formés par une mince trainée terminée par un renflement. Or, dans certaines coupes, l'orientation peut être telle que la section ne porte que sur le renflement qui apparaît ainsi isolé dans un tissu épithélioïde et peut en imposer par une cellule géante. Mais à un *fort grossissement* l'on reconnaît que l'on est en présence d'un petit amas de cellules épithéliales hypertrophiées, bien reconnaissables à leurs filaments de passage.

L'étude, à ce fort grossissement, des espaces limités par les trainées épithéliales entraîne cependant vers l'idée d'un processus différent du processus épithéliomateux, ce à quoi nous avait déjà conduit l'examen d'ensemble fait à un faible grossissement.

Ces espaces ne sont pas formés en effet par un tissu conjonctif lâche infiltré de petites cellules rondes, comme dans les points de progression épithéliomateuse, — mais bien par un tissu d'aspect réticulé, constitué par des cellules irrégulières, étoilées, anastomosées et parfois très volumineuses, quelquefois en voie de coalescence. Ces cellules forment des placards diffus ou des nodules entourés de cellules arrondies à gros noyaux. Des capillaires dilatés, présentant des lésions d'endo et de péricapillarite, parcourent ce tissu, et les vaisseaux plus volumineux sont fortement sclérosés.

En cherchant attentivement, on trouve, sur toutes les coupes, au centre de quelques-uns de ces nodules ou de ces espaces de structure épithélioïde, une ou plusieurs cellules géantes caractéristiques : elles sont volumineuses, à bords anguleux, se prolongeant en fins filaments qui les unissent au réticulum, elles ont une couronne de noyaux serrés les uns contre les autres et une masse protoplasmique granuleuse colorée en jaune rosé par l'éosine et en rouge violacé par le bleu de Roux. Ce sont bien de véritables cellules géantes qu'il est impossible de confondre avec un petit amas isolé de cellules épidermiques hypertrophiées, ou plus ou moins coalescentes par dégénération. D'ailleurs, ces cellules géantes sont unies par leurs prolongements au tissu épithélioïde voisin, de façon à représenter la structure typique du follicule tuberculeux.

La recherche des bacilles de Koch est demeurée négative.

Malgré la non constatation de bacilles spécifiques, l'examen histologique nous paraît suffisant pour nous permettre de conclure qu'il s'agit dans le cas d'une *association de lupus et d'épithélioma pavimenteux lobulé à globes épidermiques.*

Dès son arrivée, la malade a été soumise au traitement suivant : simples lavages locaux au sublimé, application de vaseline au calomel, et tous les huit jours, injection de 0 gr. 05 de calomel dans 1 cc. d'huile d'olive stérilisée.

Cette médication est complétée par l'administration de toniques, glycéro-phosphate de chaux, etc.

Une amélioration ne tarde pas à se manifester du côté du processus morbide, surtout sensible dans les ulcérations et infiltrations. Nous retrouvons la résistance des nodules, déjà signalée par Asselbergs. Cependant on constate la régression, lente, il est vrai, d'un certain nombre d'entre eux. Mais, tandis qu'après la huitième injection les points primitivement ulcérés ou infltrés présentent une cicatrisation complète, la zone périphérique — d'où tout signe de congestion a disparu — renferme encore quelques nodules qui *semblent rebelles* à l'influence du traitement.

En réalité, ils ne le sont pas, car les scarifications pratiquées sur eux, révèlent la présence de tractus fibreux résistants, signes non douteux de leur transformation fibreuse lente sans doute, mais réelle.

Aujourd'hui, la guérison est à peu près complète, sauf en ce qui concerne la narine gauche, dont la lésion semble demeurer stationnaire, ou du moins ne régresser que bien lentement. C'est précisément en ce point que M. Bosc a constaté une association de lupus et d'épithélioma. Il semble donc que les injections de calomel dont nous avons constaté l'efficacité sur les lésions lupiques vraies n'agisse peu ou pas sur le processus épithéliomateux (car si l'état de la narine gauche s'est heureusement modifié, cette amélioration ne doit sans doute avoir été provoquée que par la régression des éléments lupiques du processus lupo-épithéliomateux). En ce point, sont régulièrement appliquées des cautérisations à l'acide arsénieux, et la guérison complète de la malade s'annonce comme très prochaine.

OBSERVATION II (*inédite*).

H... (Marie), cinquante-quatre ans, originaire du Gard, sans profession, entre à l'hôpital St-Éloi, dans le service de M. le professeur Brousse, pour un lupus ulcéreux de la face. La lésion occupe les deux tiers inférieurs du nez et empiète de deux centimètres carrés environ sur la joue gauche : elle est superficielle et a totalement respecté la charpente cartilagineuse du nez. Elle est recouverte de croûtes jaunes-noirâtres, qui empêchent d'en déterminer les divers caractères. Leur chute est proquée par l'application de cataplasmes émollients.

Les bords, peu accusés et irréguliers, sont progressivement continués par une zone de congestion peu étendue, dans laquelle on constate la présence de quelques nodosités lupiques.

L'interrogatoire de la malade nous apprend l'évolution lente et progressive de l'affection, mais ne nous fournit aucun renseignement sur une hérédité bacillaire ou syphilitique.

La lésion est d'abord traitée localement par des lavages au sublimé et des pansements à la pommade au calomel.

Peu après, un traitement général mercuriel (sirop de Gibert) est prescrit à son tour. Dès le dixième jour, la lésion présente une amélioration notable. L'ulcération se rétrécit et se circonscrit nettement : sur le fond apparaissent des bourgeons d'un rouge vif, en voie de prolifération intense. La pommade au calomel — dont la malade trouve l'application douloureuse — est remplacée par l'ichthyol et des lavages au savon noir. Le sirop de Gibert — suspendu pendant une semaine à cause des troubles digestifs qu'il provoque momentanément — est repris désormais d'une façon ininterrompue jusqu'au jour où la malade sort *guérie* après soixante jours de traitement.

OBSERVATION III (*inédite*).

(Recueillie par le Dr MONTSERET, ex-chef de clinique dermatologique et communiquée par M. Brousse à la Société des Sciences médicales de Montpellier, février 1899.

M... (Sylvie), 18 ans, originaire de l'Aveyron, sans profession, entre à l'hôpital St-Éloi dans le service de M. le professeur Brousse pour un lupus ulcéreux occupant une grande partie de la face, et s'étendant profondément dans les cavités buccales et nasales. La maladie aurait débuté il y aurait neuf ans et aurait suivi une marche lente et progressive, sans ré-

mission. Aucun traitement sérieux n'a été institué. Cependant l'état général n'a jamais souffert.

La malade est manifestement lymphatique et scrofuleuse.
Dans son jeune âge, elle se rappelle avoir eu des écoule-
ments d'oreilles, des croûtes dans les cheveux, de la blépha-
rite, de la conjonctivite.

Ses parents sont vivants et en bonne santé. Une de ses
sœurs est morte après avoir présenté des adénites. Nous
n'avons pu obtenir de renseignements plus précis sur ses
antécédents héréditaires et personnels.

L'aspect de la malade est hideux : de grands placards
croûteux et suintants recouvrent les joues, le nez, la lèvre
supérieure. Celle-ci présente une tuméfaction considérable :
sa face interne est ulcérée et saigne facilement; toute la partie cartilagineuse du nez a disparu et l'on aperçoit béants,
au milieu de croûtes épaisses, les orifices des fosses nasales.
Les yeux sont tuméfiés. L'œil gauche est complètement fermé
par une paupière énorme.

Les ganglions sous-maxillaires, cervicaux et occipitaux,
sont fortement engorgés. Dans la bouche, que la malade ne
peut ouvrir que difficilement, à cause du gonflement des gencives et des lèvres, on aperçoit des nodosités mamelonnant
la voûte palatine et le voile du palais : les dents de la mâchoire supérieure sont très fortement ébranlées, le bas de la
face et la mâchoire inférieure sont indemnes.

L'état général est satisfaisant.

L'application de cataplasmes émollients met à nu les surfaces ulcérées sur lesquelles on peut constater la présence de
nombreux tubercules typiques, abondants surtout à la périphérie des placards. L'examen microscopique de quelques-
uns d'entre eux confirme le diagnostic.

M. le professeur Truc, après examen de l'œil gauche, le dé-
clare atteint de « lupus conjonctival non douteux à la pau-

pière supérieure avec infiltration pseudo-trachomateuse de
la paupière inférieure. De plus : iritis plastique : état lacry-
mal. » Aucun traitement local actif n'est prescrit, afin de mieux
juger des effets de la méthode des injections de calomel. La
fonction rénale étant reconnue parfaite, on pratique le 25
avril une première injection dans la région rétro-trochantérienne en pleine urasse musculaire, avec cinq centigrammes
de calomel dans un centimètre cube d'huile stérilisée. En
même temps sont prescrits un gargarisme antiseptique, du
vin de quinquina arsenié, et trente grammes par jour d'huile
de foie de morue saccharinée. Bientôt une amélioration sensible se produit qui va en s'accentuant progressivement. De
nombreux bourgeons charnus d'un bon aspect se développent
sur les surfaces ulcérées. Des badigeonnages quotidiens sont
pratiqués sur la muqueuse buccale avec une solution d'acide
lactique à 1/2. Les injections de calomel sont renouvelées
tous les huit jours. Après la troisième, la joue droite est en
pleine voie de cicatrisation et les nodules occupant la périphérie de la lésion semblent s'affaisser. Seul le placard atte-
nant à la commissure gauche de la lèvre semble plus rebelle
et prolifère activement. Les injections sont continuées tous
les huit jours jusqu'au 2 juin, espacées de quinze jours
jusqu'au 15 août, où le traitement est suspendu après la
onzième injection.

A ce moment les surfaces sont cicatrisées et pâles. Du
traitement tonique, le vin de quinquina arsenié est seul con-
tinué.

Le 30 août, la malade, presque guérie, part pour Bala-
ruc, où elle suit pendant vingt jours un traitement hydro-
minéral (bains d'eau chlorurée sodique chaude).

A son retour, la transformation est complète. Les yeux s'ou-
vrent librement, la face est sans cicatrice. Des lésions primi-
tives, il ne persiste qu'un mince bourrelet périphérique avec

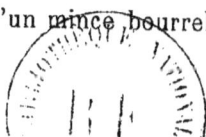

2

quelques nodules jaunâtres. Les gencives sont encore tumé-
fiées, mais les dents se sont raffermies dans leurs alvéoles.
Les nodules rebelles sont détruits par le galvano-cautère, et
le 24 octobre la malade sort à peu près complètement
guérie.

Nous sommes donc là en présence de trois succès incon-
testables de la méthode mercurielle interne comme traitement
antilupique.

Il est intéressant de les rapprocher des nombreux cas de
lupus identiquement traités par divers auteurs.

PREMIÈRE PARTIE

DOCUMENTS CLINIQUES

Le 11 juin 1896, M. le professeur Fournier présenta à la
Société de dermatologie une malade traitée antérieurement à
l'hôpital Saint-Louis, pour un lupus, et qui, soumise aux
injections de calomel, avait vu son état considérablement amélioré dès la seconde injection : la guérison était presque complète après la quatrième.

« Depuis longtemps déjà, ajoutait-t-il, j'ai pour habitude de
traiter les malades atteints du lupus, lorsque j'ai le moindre
doute, et même sans cela, par le mercure et l'iodure... J'ai pu
constater à maintes reprises, que certains malades atteints
de lupus, étaient des syphilitiques guérissant par le traitement

spécifique. » Or, l'observation de la malade dont il s'agissait, ne présentait aucune trace de syphilis acquise, aucun stigmate de syphilis héréditaire.

La question de la guérison du lupus par le traitement mercuriel était posée.

L'année suivante, le même auteur s'exprimait ainsi dans une séance de la même société (26 avril 1897) : « Voici un homme atteint de tuberculose cutanée typique, et une femme soignée pour un lupus par M. Besnier et d'autres, et qui ont guéri tous deux par des injections de calomel. De tels faits, méritent réflexion. Bien des fois, on a guéri le lupus par le mercure, mais on a cru, dans ces cas, à une erreur de diagnostic. Cette interprétation qui paraît assez légitime au premier abord, et dont on s'est contenté jusqu'ici, n'est peut-être pas exacte. *Il y a lieu de se demander si le mercure n'aurait pas une action sur certaines formes de tuberculose.* »

Depuis, les observations se sont multipliées : nous en avons recueilli le plus grand nombre possible (dont trois inédites de malades traités dans le service de M. le professeur agrégé Brousse), afin d'appuyer notre jugement, relativement à l'action antilupique du mercure sur un ensemble suffisamment considérable de documents.

En 1897, dans la *Gazetta medica lombarda*, sous le titre de *La Cura del lupus colle iniezioni di calomelano*, le docteur Truffi (de Pavie) rapporte les observations de trois malades atteints de lupus, traités par la méthode que nous étudions — à la clinique de Scarenzio. Nous les résumons brièvement.

Obs. VI.— Homme de vingt-quatre ans. Lupus du menton datant de sept ans, en partie ulcéré. Quatre jours après, une injection de 10 centigrammes, suivie d'une forte réaction locale, amélioration très notable, diminution de l'infiltration et réduction du volume des nodules Vingt jours plus tard, injection de 5 centigrammes, peu de temps après laquelle il sort à peu près guéri ; il ne subsiste que quelques rares nodules. L'amélioration persiste.

OBS. VII.— Femme de quarante ans. Lupus ulcéré de la joue droite, du nez et de la lèvre supérieure. A la suite d'une injection de 10 centigrammes, réaction locale plutôt vive. La malade étant pressée de quitter l'hôpital, on pratique un raclage de la joue et du nez, et une deuxième injection de cinq centigrammes. Amélioration rapide de toutes les lésions.

OBS. VIII. — Jeune fille de quinze ans. Lupus ulcéré du visage. Amélioration à la suite d'un raclage, mais reprise rapide des lésions. Quelques jours après, une injection de cinq centigrammes de calomel, — avec suspension complète de tout traitement local — se produit un commencement de cicatrisation qui se poursuit rapidement.

Le docteur Asselbergs a étudié l'action du calomel sur 25 lupus-tuberculeux « vrais dont le diagnostic était évident », et publié dans les *Annales de Dermatologie* (tome II-1898) les résultats auxquels l'a conduit cette méthode de traitement.

Nous croyons utile de les énumérer brièvement :

OBS. IX. — Alice D..., trente-six ans, atteinte d'un lupus tuberculo-ulcéreux du visage et du cou, datant de sept ans, présente, après une première injection de calomel, une amélioration immédiate et très accentuée. Diminution de l'infiltration, affaissement des nodosités, cicatrisation des ulcérations. Après la deuxième injection, il ne reste plus de traces du mal primitif. Cinq mois après, se produit une récidive, dont triomphe d'une façon définitive le même traitement.

OBS. X. — Anastasie R..., quarante-trois ans, atteinte d'un lupus tuberculo-ulcéreux de tout le visage, remontant à l'âge de dix-sept ans et présentant une infiltration dermique profonde, subit 23 injections de calomel qui provoquent la guérison complète de la lésion. Quelques nodules rebelles sont détruits au thermo-cautère.

Obs. XI. — Jeanne C..., cinquante-cinq ans, est délivrée par 15 injections d'un lupus ulcéreux du visage, traité sans succès pendant sept ans par des cautérisations diverses.

Obs. XII. — Marie H.., dix-huit ans, sort guérie, après 16 injections, d'un lupus ulcéreux du nez et des joues remontant à quatre ans.

Sous l'influence de ce seul traitement, des foyers de suppuration dûs à une tuberculose ganglionnaire de l'aisselle se tarissent et bientôt se produit l'oblitération des fistules.

Obs. XIII. — Octavie P..., vingt ans, présente un lupus éléphantiasique du visage et du cou dont le début remonte à onze ans et qui a résisté — malgré quelques améliorations de peu de durée — à de fréquents curettages et à des cautérisations répétées. Dix-huit injections de calomel provoquent la disparition de l'infiltrat éléphantiasique et de tous les éléments lupiques. Quelques rares nodosités résistantes ne cèdent qu'à la galvanocaustie.

Obs. XIV. — Gabrielle E... seize ans, est atteinte depuis l'âge de sept ans, d'un lupus ulcéreux du nez, de la lèvre supérieure, et de la muqueuse gingivale correspondante. 7 injections de calomel amènent la guérison totale, vainement tentée antérieurement par le raclage et de multiples cautérisations.

Obs. XV. — Mme N.., soixante-huit ans, est guérie d'un lupus remontant à l'enfance, par l'administration de 14 injections de calomel.

Obs. XVI. — Marie O.., trente-trois ans. Lupus ulcéreux et turgescent de tout le visage et du cou, dont le début remonte à l'âge de quatorze ans. Traitée sans résultat à diverses reprises par les cautérisations ; la néoplasie lupique subit une régression notable sous l'action de 24 injections de calomel. Les ulcérations se cicatrisent, les conglomérats du centre des lésions disparaissent ; de nombreux tubercules persistent à la périphérie.

Obs. XVII. — Godeliève D., quarante-sept ans, présente deux lésions lupiques, l'une ulcéreuse du visage et du cou, l'autre de l'avant-bras, dont le début remonte à l'âge de dix-sept ans. Après 22 injections, le lupus est réduit, les ulcérations guéries, mais de nombreux tubercules persistent encadrant le visage et la localisation de l'avant-bras.

Obs. XVIII. — Joséphine D...., quarante-sept ans. Lupus ulcéreux de tout le visage datant de dix ans. Elle reçoit dix injections qui amènent, comme chez les deux malades précédentes, une amélioration notable des ulcérations que continuent à encadrer un certain nombre de tubercules réfractaires.

Obs. XIX. — Céline P.., treize ans, présente un lupus ulcéreux du nez et des joues, datant de six ans et qui cède à seize injections de calomel.

Obs. XX. — Amélie B..., trente-sept ans, reçoit treize injections qui amènent la régression d'un lupus érythémato-tuberculeux du visage, datant de sept ans.

Obs. XXI. — Hilaire R.., quarante-neuf ans, reçoit — également pour un lupus érythémateux du visage — six injections qui amènent une régression très marquée de la lésion.

« Huit autres cas de lupus vrais — ajoute le docteur Asselbergs, parmi lesquels un cas de lupus érythémateux, ont été encore soumis aux injections de calomel ; les uns sont en traitement par les injections seules ; d'autres, après avoir été dégrossis par quelques injections, ont été soignés par un traitement mixte : injections combinées avec la cautérisation ponctuée. Je ne veux en retenir que l'action régressive incontestable constatée dans chacun de ces cas, immédiatement après l'emploi des injections de calomel. »

Notons les deux échecs suivants subis par le docteur Asselbergs dans l'emploi de la méthode que nous étudions :

Obs. XXX. — Félicie D..., trente-sept ans, présente un lupus ulcéreux du nez et des joues datant de dix ans, pour lequel elle a été traitée avec succès à diverses reprises par la thérapeutique ordinaire.

La malade, hospitalisée depuis plusieurs années, est profondément débilitée. Le nez s'entreprenant à nouveau, une injection de calomel est pratiquée..... malgré quatre injections, le mal fait des progrès effrayants et il faut recourir au traitement chirurgical pour entraver la destruction du nez. »

Obs. XXXI. — Louise B..., quatorze ans, est atteinte d'un lupus à localisations multiples : nez, joues, avant-bras droit, talon gauche. Comme la précédente, cette malade présente un état général défectueux. La guérison a été vainement tentée par des raclages, des cautérisations diverses et la galvanocostie. « Lorsque je pratique, dit le docteur Asselbergs, la première injection de calomel, il se produit une poussée nouvelle de tubercules du côté du nez ; quelques foyers d'infiltrations lupiques persistent dans les cicatrices de l'avant-bras et du talon. Après treize injections, le lupus du nez s'est aggravé. »

Obs. XXXII. — A la séance du 12 janvier 1898 de la Société viennoise de Dermatologie, Deutsch présente une malade de vingt ans, atteinte d'un lupus du visage, de la nuque et de la main rapidement amélioré par des injections d'huile grise. Sous l'influence de la médication mercurielle, dirigée contre un lichen syphilitique , le lupus, qui existait depuis l'enfance et qui avait été traité à plusieurs reprises, entra en régression d'une manière frappante.

Voici le résumé de trois observations présentées par M. du Castel à la Société de dermatologie (Séance du 7 juillet 1898).

Obs. XXXIII. — X..., âgé de cinquante-huit ans, est atteinte depuis trois ans d'un lupus tuberculeux, guéri une première fois après un traitement chirurgical. Le nez est le siège d'une infiltration diffuse occupant presque toute sa hauteur et recouverte de croûtes impétiginiformes. Sur la joue gauche, quelques placards de même apparence. Toute la modification qui se produit sous l'influence des injections de calomel, est une légère atténuation de l'infiltration : les granulations lupiques résistent au traitement.

Obs. XXXIV — X.., âgée de vingt ans, est atteinte depuis cinq ans d'un lupus du nez et des joues dont n'a pu triompher le traitement ordinaire. Le nez est le siège d'une infiltration profonde, molle et très vasculaire : les joues présentent de petites ulcérations. Les premières injections sont suivies de poussées congestives des régions malades, mais d'aucune amélioration appréciable. L'état de la malade paraît même plutôt s'aggraver momentanément. Les injections et les cautérisations pratiquées ensuite parallèlement provoquent une certaine atténuation de lésions qui ne semblent pas dépasser « celle que les cautérisations seules auraient suffi à amener ».

Obs. XXXV. — X.., est traitée par les injections de calomel depuis plusieurs mois pour des plaques lupiques exulcérées des joues. Aucune amélioration notable n'a été constatée.

Obs. XXXVI et XXXVII. — « J'ai fait — dit M. Brocq
(Société française de Dermatologie — Séance du 7 juillet 1898)
chez deux malades atteints de lupus, le traitement suivant :
chez l'un, il s'agissait d'un lupus vulgaire absolument typique
et des injections de calomel l'ont amélioré. J'ai soumis le
second au traitement mixte (liqueur de van Swieten et iodure
de potassium ; il s'est amélioré d'une manière extraordinaire :
les tissus fort infiltrés se sont considérablement réduits, mais
il a persisté ensuite des tubercules de lupus irréductibles. »

Ajoutons — sans encore en tirer une conclusion — que la
possibilité d'une syphilis coexistante a été soupçonnée chez
ce second malade.

Obs. XXXVIII — Le 25 juillet 1898, le docteur Creutzer
(de Lille), présente une thèse sur le « Lupus tuberculeux traité
par le mercure et l'iodure et principalement par les injections
intramusculaires d'huile grise ».

Ce travail repose sur treize observations personnelles re-
cueillies à la Clinique dermatologique de la Faculté.

Le résultat obtenu dans ces treize cas fut une observation avec succès complet ; quatre cas dans lesquels la
rétrocession a été très accusée ; trois cas d'amélioration incontestable, mais moins marquée ; enfin dans cinq cas les
malades n'ont paru tirer aucun bénéfice appréciable du traitement.

Obs. XXXIX. — Présentée par M. Du Castel, à la Société de dermatologie (Séance du 8 juin 1899.)

Pauline T..., dix-neuf ans. — Antécédents héréditaires nuls.

Antécédents personnels : Rougeole à l'âge de trois ans.
Réglée depuis l'âge de treize ans, assez irrégulièrement.

A l'âge de douze ans, la malade est atteinte d'un lupus qui
débute sur la muqueuse nasale gauche, s'étend assez rapide-

ment, gagne la lèvre supérieure, provoque une gêne considérable de la respiration.

Soigné par la galvano-caustique aux Enfants-Assistés, elle sort de l'hôpital après neuf mois de traitement, complétement guérie.

Pas d'autre maladie jusqu'au début de l'affection actuelle.

La santé générale a toujours été excellente. On ne constate aucun symptôme de bacillose. La malade avait dix-sept ans, qnand débuta sur le lobule du nez la lésion actuelle qui progressa rapidement.

Quand la malade entra à l'hôpital, le 13 février 1899 (deux ans après le début de l'affection), elle n'avait encore suivi aucun traitement sérieux. Le lupus couvrait alors tout le nez, envahissait la lèvre supérieure considérablement épaissie et l'angle interne de l'œil gauche, où il formait une masse assez considérable, bourgeonnante et ulcérée. Les paupières de l'œil gauche étaient fortement œdématiées et la malade ne pouvait que les entr'ouvrir avec peine.

La lésion assez végétante présentait en plusieurs points des ulcérations.

Impossible de relever aucun antécédent, aucun stigmate de syphilis héréditaire ou acquise.

Ont mit la malade à l'huile de foie de morue, puis, il y a huit semaines, fut faite la première injection de calomel (dose de cinq centigrammes, 25 mars 1899). Les injections ont été continuées régulièrement à une semaine d'intervalle. La huitième a été pratiquée le 3 juin.

Le résultat du traitement parut d'abord négatif. Le lupus gagna même un peu de terrain sur les côtés du nez: et, sur la joue gauche, près du coin de la bouche, parut un petit noyau qui s'étendit et donna la plaque ovale qu'on y voit actuellement. Les ulcérations étaient alors guéries.

C'est à la cinquième piqûre seulement qu'on commença à

remarquer une amélioration sensible. La lèvre supérieure parut moins épaissie.

Depuis, les progrès se sont accentués : actuellement l'angle de l'œil est presque complètement dégagé. Sur le lobule du nez, la lésion, au lieu d'une masse confluente, ne présente plus que des tubercules assez bien isolés Sur les ailes et les cotés du nez, les progrès sont encore bien plus sensibles. La lèvre supérieure a retrouvé en grande partie sa souplesse normale. Les démangeaisons dont se plaignait la malade, à son entrée dans le service, ont entièrement disparu.

Les injections ont toujours été très bien supportées. Nullement douloureuses en elles-mêmes, elles n'ont jamais occasionné aucun malaise, rien que des élancements commençant dix minutes après l'injection, localisés dans la région nasale et ne durant jamais plus d'un quart d'heure.

DEUXIÈME PARTIE

CHAPITRE PREMIER

Interprétons maintenant ces divers documents, et demandons-nous si, de leur examen, on peut conclure à l'action curative du mercure sur le lupus. En présence d'améliorations rapides et frappantes de lésions lupiques observées par lui, sous l'influence d'injections de calomel, M. le professeur Fournier (1) avait d'abord émis l'avis qu'il ne s'agissait pas, dans

(1) Société de dermatologie (Séance du 11 juin 1896).

ces cas, de lésions lupiques vraies, mais de pseudo-lupus syphilitiques. Un an plus tard (1), le même auteur présentait à la Société de dermatologie deux malades atteints de tuberculose cutanée typique — n'offrant aucun stigmate de syphilis — très heureusement améliorés par les injections de calomel, et déclarait qu'il y avait désormais lieu de se demander si le mercure n'aurait pas une action sur certaines formes de tuberculose.

Il se produisit alors en faveur de la médication mercurielle interne dans la tuberculose cutanée un très vif engouement, et en 1897, le docteur Pavie (2) affirmait « l'action curative du mercure sur des affections autres que la syphilis, et en particulier, sur la tuberculose cutanée. » Depuis, la question a été reprise, et un doute plane sur l'efficacité du traitement mercuriel dans le lupus. Quelle opinion l'examen des faits cliniques rapportés plus haut, nous permet-il de porter sur elle ?

Assurément cette médication a subi quelques échecs complets et retentissants (Obs. XXVII et XXVIII, Asselbergs, etc.). Devons-nous voir là une raison pour la juger défavorablement et la rejeter ? Évidemment non. Nul ne conteste la puissance du mercure sur la syphilis, et cependant n'a-t-il pas ses défaillances ?

« Ce que nous redoutons le plus pour lui — dit M. Fournier — (3) c'est l'optimisme exagéré de quelques-uns de ses partisans, qui l'exaltent... comme l'antidote radical, l'ennemi invaincu de la vérole. Il est des malades sur lesquels le mercure semble n'avoir pas prise, sur lesquels — en dépit d'une médi-

(1) Société de dermatologie (Séance du 26 avril 1897).
(2) M. PAVIE, *Action curative des injections intramusculaires profondes de calomel dans la tuberculose cutanée* (Thèse de Paris, 1897, p. 43.) (Les conclusions définitives de cet auteur sont, il est vrai, moins affirmatives.).
(3) FOURNIER, *Traitement de la syphilis* (Procès du mercure).

cation régulière — des accidents plus ou moins sérieux ne cessent de se produire et de se reproduire, chez lesquels en un mot, la diathèse persiste envers et contre tous nos efforts, multipliant et disséminant ses manifestations, poursuivant son évolution comme si elle était astreinte à une marche fatale. »

Quelle médication ne compte à son actif aucun échec?

Ce ne sont donc pas les quelques cas d'insuccès cités plus plus haut, dans lesquels aurait même été observée une aggravation des lésions, qui nous porteront à nier l'action curative du mercure sur le lupus. Ce sera plutôt la permanence d'insuccès relatifs, se traduisant dans la presque unanimité des cas — malgré la durée et la sévérité du traitement — par la persistance de nodules lupiques rebelles souvent nombreux, dans la zone d'envahissement.

En effet, dans la très grande majorité des cas rapportés plus haut, l'intervention locale externe (raclage, scarification, cautérisation), s'est imposée contre la ténacité d'une quantité quelquefois considérable de tubercules. Or, ces nodosités qui résistent à l'action du mercure, constituent la lésion essentielle, l'élément actif du lupus.

La comparaison des résultats obtenus par l'emploi du traitement mercuriel dans les cas d'ecthyma, d'ulcérations syphilitiques que nous avons pu observer de près — avec ceux auxquels nous conduisent les quelques cas de lupus que nous avons vus évoluer sous l'influence de la même thérapeutique, nous porte naturellement à conclure, non pas à l'inefficacité absolue, mais à une efficacité restreinte du mercure sur le lupus. Toujours chez les premiers, le traitement mercuriel s'est suffi à lui-même : chez les autres, l'élément actif, le nodule lui résiste et demeure un danger latent pour les régions saines qui sont sa proie, dès que la cessation du traitement livre l'organisme à ses seules défenses naturelles. Et de fait, les récidives ne se comptent pas.

*C'est pourquoi nous nions à la thérapeutique mercurielle,
plus spécialement à la méthode des injections de calomel,
une action spécifique sur le lupus.*

CHAPITRE II.

DOIT-ON CONSIDÉRER LE MERCURE COMME UNE MÉDICATION « ADJUVANTE » CONTRE LE LUPUS ?

I

Les modifications indéniables, les améliorations très remarquables qu'il a souvent provoquées, semblent entraîner l'obligation, pour nous, de lui reconnaître sur le lupus une action limitée sans doute, mais réelle. Fréquemment, en effet, sous son influence se produit une heureuse transformation des lésions, plus ou moins prononcée, d'intensité variable, il est vrai, mais à peu près constante — depuis leur simple réduction, jusqu'à leur presque complète et définitive disparition. Et cependant certains auteurs refusent au mercure une action quelconque, si minime soit-elle, sur le processus lupique : « Je crois, dit M. Gaucher (1), que les cas de lupus guéris par le mercure sont des erreurs de diagnostic ». Une semblable allégation ne doit pas être négligée par qui veut porter un jugement impartial sur l'action thérapeutique de cet agent sur le lupus.

« On persiste — dit M. Fournier — à métamorphoser en scrofule, suivant l'expression de Bazin, nombre d'accidents de syphilis héréditaire, les accidents osseux tout particulièrement. Cependant Verneuil a montré l'existence d'un

(1) Société de Dermatologie et de Syphiligraphie (séance du 7 juillet 1898).

mal de. Pott syphilitique; celle de périostites, d'ostéomyéli·
tes syphilitiques est indéniable. De même, c'est un fait com-
mun que la vérole héréditaire se traduise d'une façon plus ou
moins tardive par des lésions intéressant la peau. Ces lésions
cutanées, d'origine hérédo-syphilitique, sont beaucoup plus
communes qu'on ne le croit généralement. Il est souvent très
difficile de les différencier des diverses variétés de lupus.

» La scrofule, le lupus, dit Fournier, voilà l'écueil diagno-
stique en l'espèce, voilà l'ordre de manifestations morbides
dont il s'agit de différencier les dermatoses lupiformes de la
syphilis héréditaire tardive. »

Les erreurs de diagnostic sont assurément fréquentes, et
il est fort admissible que dans les observations citées plus
haut de lupus heureusement traités par le mercure, il ait pu
s'en glisser quelques-unes.

Cependant la régression a été fréquemment observée dans
des lésions dont le diagnostic clinique avait été minutieuse-
ment vérifié sous le microscope. Chez la dernière malade que
nous avons pu observer d'une façon ininterrompue dans le
service de M. le professeur Brousse, les lésions dont les injections de calomel ont provoqué la presque complète disparition
sont sans aucun doute de nature lupique, ainsi que concor-
dent à l'établir et l'aspect clinique de la malade, et l'examen
histologique des lésions pratiqué par M. le professeur agrégé
Bosc, et la réaction générale et locale caractéristique observée
par M. le docteur Vedel, après injection de dose minime
de tuberculine de Koch. Ici l'erreur de diagnostic ne peut
être admise, et la rétrocession du processus morbide a été
manifeste sous l'action du calomel.

II

Mais si chez cette malade est prouvée la présence d'éléments lupiques, l'unité tuberculeuse de la lésion ne l'est pas.

Pouvons-nous affirmer, en effet, que le processus n'est pas mixte (c'est-à-dire syphilo- tuberculeux), que le lupus n'a pas évolué sur un terrain syphilitique?

L'existence n'est pas rare d'une syphilis latente chez nombre d'individus complètement ignorants d'un état morbide capable d'échapper, du reste quelquefois, aux investigations du plus habile praticien. Cette vérole qui sommeille dans un organisme qui l'ignore, est presque toujours héréditaire, car l'observation est rare de syphilis iuconscientes, inconsciemment acquises.

« L'influence héréditaire de la syphilis, dit le professeur Fournier, ne se borne pas — contrairement à un préjugé qui n'est que trop en faveur— à déterminer un groupe de manifestations limitées au premier âge...Elle poursuit ses victimes bien plus avant dans la vie... Elle ne frappe parfois ses premiers coups sur des sujets primitivement épargnés, qu'à une époque plus ou moins distante de la première enfance...»

Or, cette syphilis latente modifie les maladies qui s'y surajoutent. «L'hybridité est fréquente », a dit Brocq et Leloir a décrit et expérimentalement prouvé l'association de la vérole à la tuberculose. L'influence d'une syphilis ancienne sur nombre de maladies est universellement adoptée, « dans l'Amérique de langue espagnole et portugaise ».

« Il m'est souvent arrivé, dit M. Morel Lavallée(1),de m'entendre dire par des clients du Brésil ou de l'Amérique équatoriale, atteints de lymphangite, furoncle, etc. : « Comment, docteur, vous ne me donnez pas de l'iodure pour commencer? Chez nous, le médecin n'eût point manqué de le faire, pour se garder de toute influence de syphilis ancienne. »

La syphilis héréditaire — indépendamment des accidents éventuels qu'elle peut produire — se traduit-elle par quelques signes particuliers propres à la déceler, à la dénoncer à

(1) Société de dermatologie, séance du 7 juillet 1898.

l'attention de l'observateur? Existe-t-il des stigmates de syphilis héréditaire ?

Des divers signes cliniques qu'étudie Fournier (constitution, habitus, facies, retard, imperfections, arrêts de développement, difformités craniennes, nasales, difformités osseuses du tronc et des membres, stigmates cicatriciels de la peau et des muqueuses, lésions oculaires, lésions et troubles de l'organe auditif, malformations dentaires, etc. « aucun n'est assez probant et certain pour mériter la dénomination de pathognomonique. » Ils ne constituent donc que des présomptions en faveur d'une hérédité syphilitique.

Et dès lors, en présence d'une amélioration par le calomel de lésions fermement diagnostiquées lupiques et par la clinique et par le laboratoire, n'est-on pas en droit de songer à la possibilité d'une association syphilo-tuberculeuse, d'une évolution de lupômes sur un terrain héréditairement syphilitique?

Une semblable opinion explique, du reste, parfaitement l'action thérapeutique limitée du mercure, capable de provoquer une amélioration, non une guérison complète : « Ce qui est dû à la syphilis disparaissant promptement sous l'influence du traitement, les éléments lupiques lui résistant victorieusement (persistance constante de nodules dans la zone de propagation) et reprenant bientôt le plus souvent leur marche envahissante momentanément interrompue.

Ne pourrait-on admettre aussi bien, que (les ulcérations, les infiltrations lupiques profondes étant pour certains auteurs le résultat d'associations microbiennes diverses) l'action bienfaisante du mercure serait limitée aux éléments non tuberculeux du processus, dont elle amènerait ainsi une régression partielle, presque jamais complète.

Cependant nous tenons à constater que, sur la malade dont nous publions l'observation en tête de ce travail, *un*

3

processus très net de sclérose a été observé dans l'intimité des nodules qui avaient eu l'air de résister victorieusement aux injections de calomel. En effet, pendant la scarification de ces nodules, le bistouri *se heurtait à des travées fibreuses résistantes* indiquant le début certain de la régression des derniers éléments lupiques.

C'est là, nous semble-t-il, un argument qui a sa valeur, en faveur de l'action antilupique du traitement mercuriel interne.

III

En présence des doutes émis sur l'efficacité de cette méthode thérapeutiqne, demandons à la chimie biologique diverses données indispensables dans l'étude de cet intéressant problème.

Tachons de suivre les diverses phases de l'évolution du mercure introduit dans l'organisme sous forme d'injections de calomel, le mode de son absorption, les modifications qu'il subit de la part du milieu intérieur et des multiples éléments en présence desquels il est placé.

Nous trouvons dans les résultats de nombreuses expériences de Blarez, reprises récemment et en partie confirmées par Telmon, de précieux renseignements que nous rapportons brièvement.

Nous ne retenons du travail très complet de ce dernier, que l'action provoquée sur le calomel par les principales substances au contact desquelles il est appelé à se trouver, de par sa pénétration sous forme d'injection dans l'organisme.

L'eau de — 37° à 40° — transforme le calomel en sublimé et en mercure. Cette transformation, ou mieux cette dissociation, est due, pour Guibourt, à l'oxygène dissous dans l'eau.

Les chlorures alcalins provoquent, d'après Mialhe, la trans-

formation du calomel en sublimé. Hoglan émet un avis ana-
logue.

Selmi démontre que cette transformation a lieu entre 37°
et 40°, pourvu que l'on fasse intervenir des matières organiques. Blarez et Telmon démontrent qu'à la même température, l'action dissociante des chlorures alcalins sur le calomel
dépasse celle de l'eau.

Les sucres provoquent la même action chimique sur le
calomel.

L'albumine transforme, d'après Selmi, le calomel en sublimé avec mise en liberté de mercure. Cette opinion, parta-
gée par Grimelli, est confirmée par des expériences de Telmon, qui montre que cette action de l'albumine est plus forte
encore que celle des chlorures alcalins.

En conséquence, nous croyons pouvoir conclure à la transformation en sublimé du calomel injecté dans le milieu or-
ganique.

Que va devenir ce sublimé naissant en présence de ce
milieu ? Les premiers chimistes qui se sont occupés de l'étude
du précipité que forme l'albumine au contact du bichlorure de
mercure ont cru y voir une combinaison de chlorure mercu-
reux et d'albumine en partie dissociée. Orfila démontre la
formation d'un précipité de protochlorure de mercure intimé-
ment uni à l'albumine. Pelletan soutient que l'albumine forme
avec la dissolution du sublimé un précipité insoluble qui ne
contient que du protochlorure.

Pour Lassaigne, le sublimé et l'albumine se combinent pour
former un composé chloro-mercuriel-albumineux qu'il appelle
du chlorhydrargyrate d'albumine. Hœfer soutient que l'albumine subit une simple coagulation au contact du sublimé.

Dorvault prétend qu'unie au sublimé l'albumine détermine
une déchloruration partielle de ce sel, d'où formation de sesquichlorure de mercure et mise en liberté de chlorure ; celui-

ci se portant sur l'albumine, il en résulte un sel double, une combinaison de sesquichlorure de mercure et de chlorure d'albumine.

Pour Mulder, de l'union des deux corps résulte un composé d'albuminate mercurique insoluble et de chlorydrate d'albumine soluble.

Bouchhein, Ottingen, Otto Graham, admettent que le bichlorure de mercure forme avec l'albumine un albuminate de protoxyde de mercure.

Schultz croit le mercure apte à mobiliser le chlore dans l'organisme, et il admet la transformation du calomel en sublimé.

Le Dictionnaire encyclopédique des sciences médicales mentionne que le sublimé se combine avec l'albumine formant une combinaison stable, un atôme de mercure se substituant à un atôme d'hydrogène dans l'albuminoïde de constitution.

« Ces nombreuses théories, dit Telmon, nous ont permis de bien envisager la question. Nous avons pensé pouvoir nous faire une opinion en examinant: 1° Si le précipité résultant de l'union de l'albumine et du sublimé est un mélange ou une combinaison ; 2° si tous les éléments entrant en réaction se retrouvent dans ce précipité : 3° si le mercure s'y trouve à l'état de sel de protoxyde ou de bioxyde ; 4° enfin si le précipité est stable ou susceptible de se transformer. »

Une série d'expériences conduit cet auteur aux conclusions suivantes : l'albumine exerce sur le sublimé une action décomposante spéciale: leur contact donne lieu à une double formation d'un précipité composé de bichlorure de mercure et d'albumine et de chlorure d'albumine qui se dissout aussitôt. Ce précipité de chlorhydrargyrate d'albumine subit une réduction progressive d'où résulte une formation de protochlorure de mercure.

D'autre part nous trouvons d'intéressantes conclusions dans

une étude de M. Piccardi entreprise sur le conseil de Bizzozero sur l'action du calomel injecté dans le tissu cellulaire sous-cutané et dans les muscles, et les transformations dans l'organisme de cette préparation insoluble.

Le calomel, pour cet auteur, exerce une action chémotaxique positive sur les leucocytes qui peuvent l'absorber, tant que la transformation en chlorure mercurique ne s'est pas produite. Dès que cette transformation commence, l'activité phagocytaire des leucocytes cesse. Donc, pendant le temps plus ou moins court qui précède la transformation en bichlorure du protochlorure injecté, ce dernier est absorbé par les leucocytes sous forme de petits corpuscules et entraîné à travers le milieu intérieur en différents points de l'organisme où se produit sa transformation en sublimé.

Ces diverses données publiées par divers auteurs, à des points de vue différents, nous semblent par leur groupement aptes à permettre l'édification d'une théorie, hypothétique sans doute, mais plausible et toute déduite de faits scientifiques observés scrupuleusement.

Le calomel injecté dans l'organisme n'y subit pas tout la même destinée. Les nombreux expérimentateurs cités plus haut admettent tous, après vérification, sa transformation en sublimé (action chimique provoquée par sa mise en présence avec divers éléments de l'organisme : eau, chlorures alcalins, sucre, albumine).

Mais ce phénomène ne s'opère que d'une façon progressive. Or le calomel, avant sa transformation en sublimé, exerce une action chémotaxique positive sur les leucocytes, dont est mise en jeu l'activité phagocitaire, et qui viennent absorber de petits corpuscules du sel mercuriel injecté. Ces leucocytes, repris par le courant circulatoire, transportent le calomel dont ils sont chargés en divers points de l'organisme où s'opère la transformation de ce sel en sublimé. Mais ces leucocytes n'échappent point à la grande loi de Metchenikoff. Si donc l'organisme est attaqué en un point par des microbes pathogènes, ce qui est le cas dans le lupus, ils s'y précipiteront en vue de la défense, et de ce fait le calomel sera transporté et disséminé dans toute l'étendue des lésions lupiques, dans l'intimité desquelles il subira, au contact de l'albumine, des chlorures alcalins, etc., sa transformation en sublimé dont l'action antiseptique luttera heureusement contre le processus morbide en ses zones les plus profondes et les plus cachées, qui échappent aux topiques et aux médications externes. Ainsi s'expliquent les prodigieuses et rapides améliorations obtenues grâce aux injections de calomel dans des cas de lupus graves, ayant provoqué des désordres considérables dans la profondeur des tissus et contre lesquels les cautérisations et les raclages demeuraient impuissants.

Ainsi s'explique également l'action bienfaisante du traitement mercuriel, sur des lésions ni syphilitiques, ni tuberculeuses, tel le cas d'ostéomyélyte grave de l'humérus observé par le docteur Jacquet et rapporté à la page 40 de la thèse du docteur Pavie — traité avec succès par l'administration de sirop de Gibert.

Mais tandis qu'une partie du calomel injecté, grâce à son action chémotaxique positive sur les leucocytes est progressivement absorbée et transportée à travers le milieu intérieur, le reste subit, au contact des éléments organiques (eau, chlorures alcalins, albumine, etc.) la transformation en sublimé et de ce fait cesse d'être emporté par les leucocytes. Ce sublimé à l'état naissant se combine aux matières albuminoïdes avec lesquelles il en contact, et il se produit une double formation d'un précipité composé de bichlorure de mercure et d'albumine et de chlorure d'albumine qui se dissout aussitôt. Ce précipité de chlorhydrargyrate d'albumine éprouve progressivement une réduction d'où résulte la formation de calomel.

Ainsi, du calomel injecté une fraction serait absorbée directement — c'est-à-dire sans subir de modifications chimiques— et emportée par les leucocytes au point de l'organisme attaqué par le processus morbide ; le reste subirait au contact des éléments organiques (eau, chlorures, albumine), la transformation en sublimé, lequel donnerait avec l'albumine du chlorhy-drargyrate d'albumine. Ce dernier sel, progressivement réduit, redonnerait du calomel à l'état naissant qui — comme le calomel injecté — serait en partie absorbé par les leucocytes, et en partie transformé en sublimé, chlorhydrargyrate d'albumine et calomel, etc., etc.

Ainsi, par la répétition d'un cycle chimique toujours identique s'expliquerait l'absorption lente et progressive du calomel injecté.

IV

Dès lors, quelle action thérapeutique devons-nous reconnaître au calomel ?

Ce calomel absorbé — suivant le mécanisme précédemment exposé — est emporté par les leucocytes qui se précipitent au point attaqué par le processus morbide, pour y réaliser la défense de l'organisme. Disséminé ainsi dans la profondeur et l'intimité des lésions, quelle action ce sel va-t-il exercer sur elles?

Sera-ce simplement une stimulation, ainsi que l'a soutenu James Ross? En présence des divers éléments organiques, surtout de l'albumine, le calomel subira en plein processus morbide la transformation en sublimé, et c'est l'action microbicide de ce sel qui provoquera les améliorations quelquefois merveilleuses observées dans un certain nombre de cas (1).

(1) Cette hypothèse n'est qu'une explication théorique de l'opinion émise par divers auteurs, d'après laquelle, « la médication mercurielle n'aurait pas seulement une action antisyphilitique, mais surtout une action anti-infectieuse. » (BROUSSE, Société des sciences médicales de Montpellier, février 1899.)

L'action du calomel sur le lupus (et aussi sur diverses autres
affections, l'ostéomyélite par exemple) est donc, à notre avis,
une action antiseptique profonde, diffuse, intime, due à la
transformation de ce sel en sublimé dans l'intimité et la profondeur des tissus attaqués par les agents pathogènes. L'action du calomel est donc une *action adjuvante* dans toute la
force du terme, puisqu'elle permet à l'organisme d'opposer
aux microbes et à leurs toxines, en même temps que les pha-
gocytes et les antitoxines, un antiseptique puissant.

CHAPITRE III

INDICATIONS

Nous n'avons pas la prétention de tirer des précédentes
considérations d'ordre purement théorique les indications
thérapeutiques de la méthode par les injections de calomel.
C'est à l'empirisme que nous les demanderons. Aujourd'hui,
un nombre de faits suffisamment considérable nous semble
avoir été rapporté pour nous permettre de rejeter les conclusions données par Pavie, d'après lesquelles le traitement
mercuriel du lupus devait être considéré comme une méthode
d'exception, seulement indiquée dans les cas de lésions rebelles,
après l'échec des médications classiques. Et d'autre part, le
reproche que lui adressait M. Besnier, de n'avoir pas subi
l'épreuve du temps, lui devient chaque jour plus difficilement
imputable.

De l'ensemble des observations citées par nous (déjà publiées
ou inédites), il résulte que l'action du traitement mercuriel
interne et plus spécialement des injections de calomel est
indéniablement réelle sur le lupus tuberculeux vrai — (avec
la réserve d'un terrain syphilitique héréditaire possible) ; ce

sont les premières injections qui jouissent de l'influence régressive la plus frappante.

« Si — dit le docteur Asselbergs — (et nos observations personnelles nous portent à nous ranger à son avis), si j'envisage de plus près l'action du calomel sur les différents éléments constitutifs du lupus, — tuberculose, infiltration, ulcération, — je constate que les *processus infiltration et ulcération sont touchés les premiers et les plus vivement attaqués*. C'est la raison de l'amélioration si frappante après les premières injections. » Le tubercule participe-t-il à la régression générale? Le docteur Asselbergs cite cinq cas de guérison complète : nous même en rapportons un. Il n'en est pas moins vrai que le plus souvent les tubercules résistent, les plus rebelles occupant la zone périphérique des lésions.

Nous n'avons pas conclu à une action radicalement curative de l'injection de calomel sur le lupus, mais à une action restreinte, adjuvante. Par conséquent dans le cas où nous l'emploierons, nous aurons toujours soin de l'associer au traitement local externe (scarifications, raclage, cautérisations).

Il s'agit maintenant de savoir dans quel cas il est indiqué. Ne doit-on recourir à lui, comme le veut le docteur Pavie, que dans les cas rebelles, après l'échec des divers traitements généralement employés? Ne faut-il — comme le dit le docteur Asselbergs — en faire qu'une médication d'exception ?

Nous ne le pensons pas.

Les améliorations presque constantes, quelquefois prodigieuses, produites par les injections de calomel sur les processus lupiques avec infiltration et ulcération, et d'autre part la nécessité d'opposer à la brutale et tenace évolution des lésions un traitement énergique et d'une action rapide, nous prescrit le devoir de l'employer dans les cas de lupus ulcéreux à marche envahissante, profonde, ayant occasionné de graves désordres.

Quelle que soit la cause dont relèvent ses bienfaisantes propriétés (que l'on admette une association tuberculo-syphilitique — l'évolution du lupus sur un terrain syphilitique — ou une action réelle antilupique du calomel) cet agent, par le fait qu'il porte en lui des chances de guérison, nous paraît indiqué d'urgence dans les cas où l'expérience nous a montré son efficacité — c'est-à-dire dans les processus lupiques infiltrés et ulcéreux.

La persistance presque constante de nodules rebelles, nous porte à rejeter son emploi, dans les cas de lupus superficiels, dont l'évolution est limitée à la surface des téguments et qui réclament uniquement, à notre avis, le traitement classique par les cautérisations, raclages... etc.

« Les formes de lupus érythémateux, érythémato-tuberculeux, ont peu à espérer — dit Asselbergs — de cette nouvelle méthode de traitement. »

En résumé, les injections de calomel nous paraissent indiquées dans *tous* les cas de lupus ulcéreux profondément infiltrés *dont ils constituent pour nous le traitement d'urgence*. (à fortiori — ajoute très justement M. Brousse — s'il y a doute sur l'origine réelle de l'affection.)

Il sera bon de le compléter par des applications locales de pommades mercurielles ou décongestionnantes —ainsi que par une médication générale interne tonique.

La persistance de nodules rebelles — après amélioration des lésions — nécessitera généralement une intervention externe (cautérisations, galvano-caustique, scarifications).

Contre-indications

« Celles-ci — ainsi que l'enseigne M. le professeur Brousse — sont celles de toute médication mercurielle énergique.

Toute cause diminuant ou supprimant la perméabibité du

filtre rénal sera une contre-indication absolue. Nous avons vu combien rapide est l'absorption du mercure administré en injections insolubles. Les accidents d'intoxication ne seront évités que si les voies d'élimination sont libres. C'est pourquoi la grossesse, l'albuminurie, les états cachectiques, sont des contre-indications à l'emploi de la méthode. Il en est de même de la carie dentaire étendue, de la gingivité chronique, avec lesquelles la stomatite est à craindre. »

CHAPITRE IV

TECHNIQUE OPÉRATOIRE

La façon de pratiquer les injections de calomel est assez connue pour que nous puissions nous abstenir d'insister longuement sur elle. Rappelons simplement qu'on doit se servir du calomel à la vapeur, précédemment porphyrisé, lavé à l'alcool bouillant et séché à l'étuve.

La formule employée dans le service de M. le professeur Brousse est la suivante :

> Calomel à la vapeur . . . .   0 gr. 25
> Huile d'olives stérilisée. . .   5 cent. cub.

L'injection (une seringue de Pravaz), c'est-à-dire 0 gr.05 de calomel dans 1 cent. cube d'huile, est pratiquée *profondément en plein muscle* dans la région fessière, et plus particulièrement dans la fossette rétro-trochantérienne, d'après les indications de M. Galliot : le grand trochanter étant pris comme point de repère, on fait l'injection au point de rencontre de deux lignes, l'une horizontale, passant à deux travers de doigt au-dessus du grand trochanter ; l'autre, verticale, passant à quatre travers de doigt en arrière.

La partie ayant été lavée à l'alcool et au sublimé, l'asepsie de la canule et de la seringue étant réalisée, on pratique l'injection d'après les règles établies par Balzer :

1° S'assurer de la perméabilité de la canule qui doit être introduite séparée de la seringue, l'enfoncer d'un coup brusque et perpendiculairement dans la partie superficielle du muscle ;

2° Attendre un instant, afin d'être bien certain que la pointe de la canule n'a pas pénétré dans un vaisseau: dans ce dernier cas, du sang coulerait à l'extérieur par l'orifice de la canule. Grâce à cette précaution, on sera sûr que l'injection ne pénétrera pas dans le courant sanguin et n'ira pas provoquer d'embolie ;

3° Ajuster ensuite la seringue et pousser lentement l'injection ;

4° Enfin, retirer lentement la canule en fixant la peau sur l'aiguille et recouvrir le point piqué par une rondelle de Vigo ou de diachylon.

Les six ou huit premières injections sont données tous les huit jours : les suivantes doivent être espacées de quinze jours. Certains malades en ont reçu jusqu'à quinze et vingt ; d'autant mieux supportées que le malade est plus jeune, elles constituent — sagement maniées — une thérapeutique énergique et peu dangereuse.

Voici, du reste, le tableau des accidents qu'elles peuvent provoquer ; nous l'empruntons à un excellent travail de M. le professeur Brousse, sur le « traitement de la syphilis par les injections mercurielles »

— Que se passe-t-il dans les tissus sous l'influence de l'injection ? Ainsi que l'a montré Balzer, les injections massives sont pyogènes ; elles provoquent presque toujours, dans l'intimité des tissus, la formation d'un abcès.

Le pus de ces abcès se présente sous deux aspects dif-

férents. Il est tantôt jaunâtre, crêmeux, tantôt hématico-
purulent, selon que les malades ont gardé le repos ou se
sont livrés au contraire à un exercice plus ou moins exagéré.

Ces abcès sont rarement nécrosiques. Le plus souvent, ils
se résorbent ultérieurement sans amener de lésion destruc-
tive et sans se faire jour au dehors. Quant au composé insoluble injecté, il se transforme assez lentement ; assez rapide
au début, sa transformation se ralentit ensuite, et, après deux
ou trois semaines, on peut encore retrouver dans le foyer des
restes de la substance injectée.

Dans certains cas, surtout lorsque la quantité injectée est
assez considérable, il peut se produire des altérations des
tissus voisins et même des thromboses et des oblitérations
vasculaires, le sang se coagule dans les vaisseaux au contact du corps étranger. C'est là un point important à signaler,
il explique ces faits, en apparence contradictoires, dans
lesquels l'injection massive de doses énormes, 1 gramme,
2 grammes de mercure ou de sel insoluble, n'a pas produit
d'accidents toxiques, alors que ceux-ci sont survenus avec
des doses bien moindres ; dans le premier cas, l'absorption
s'est trouvé arrêtée ou ralentie, grâce à l'oblitération des
vaisseaux de la région.

Cliniquement, ces accidents locaux se manifestent par une
douleur plus ou moins vive ; habituellement peu marquée
après la piqûre, elle s'accuse surtout le lendemain ou le sur-
lendemain.

Il se forme en même temps une induration profonde qui
peut se ramollir et aboutir à un abcès extérieur. Celui-ci
s'ouvre spontanément ou doit être incisé.

Le plus souvent, l'induration se résorbe au bout de quelques jours.

Pour éviter la production d'abcès, on a proposé de faire

coucher le malade immédiatement après l'injection, mais c'est là une précaution inutile, l'immobilisation au lit n'est pas indispensable. Pourvu qu'il ne se livre pas à une fatigue exagérée, on peut lui permettre de marcher après.

L'action toxique est de même ordre que celle qui est observée avec les autres préparations. Elle se manifeste par des troubles digestifs et surtout par la stomatite. On a cité des cas de mort (Hallopeau, Kasposi), survenus à la suite d'injections par stomatite gangréneuse, mais dans ces cas, il s'agissait ou de trop fortes doses, ou de malades cachectiques ou albuminuriques.

CONCLUSIONS

La médication mercurielle interne plus spécialement administrée en *injections intramusculaires profondes de calomel* ne jouit pas d'une action spécifique contre le lupus.

Elle constitue un *adjuvant précieux* du traitement local externe (raclages, cautérisations, scarifications).

Elle ne doit pas être considérée comme une méthode d'exception que réclameraient seuls les cas rebelles.

Ses indications sont restreintes, mais précises :

Elle doit être employée d'urgence (a fortiori, si le diagnostic hésite entre le lupus et la syphilis) *dans tous les processus lupiques profonds avec ulcération et infiltration marquées,* qui, une fois améliorés par elle, nécessitent l'intervention locale externe, seule capable de réaliser la destruction complète et définitive des nodules rebelles.

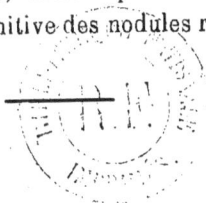

INDEX BIBLIOGRAPHIQUE

ASSELBERGS. — Action des injections de calomel sur le lupus.
— Presse médicale belge, 1897, n° 29 — Annales de dermatologie, t. IX, 1898.

BLAREZ. — Nouvelles recherches sur l'absorption des mercuriaux (Thèse de Bordeaux, 1882).

BROCQ. — Société fr. de dermatologie (7 juillet 1898. Communication).

BROUSSE. — Traitement de la syphilis par les injections mercurielles.
— Société des sciences médicales de Montpellier (Communication, février 1899).

DU CASTEL, — Société française de dermatologie (7 juillet 1898 et 8 juin 1899. Communications).

CREUTZER. — Lupus tuberculeux traité par le mercure et l'iodure et principalement par les injections intramusculaires d'huile grise (Thèse de Lille, 25 juillet 1898).

DEUTSCH. — Société viennoise de dermatologie (12 janvier 1898. Communication).

FOURNIER. — Traitement de la syphilis.
— La syphilis héréditaire tardive.
— Affections parasyphilitiques.

GRASSET et VEDEL. — Diagnostic précoce de la tuberculose humaine par de faibles doses de tuberculine, 1896.

PAVIE. — Action curative des injections intramusculaires profondes de calomel dans la tuberculose cutanée (Thèse Paris, 1897).

PICCARDI. — Archiv. dermatol. u. syphilis., 1897 (Ueber die Resorption der Calomel injectionen experiment. studie).
— Société française de dermatologie et de syphiligraphie (Séances du 11 juin 1896, du 26 avril 1897, du 8 décembre 1897, du 7 juillet 1898).

TELMON. — Etude des transformations subies par les chlorures de mercure au contact de quelques substances inorganiques et organiques (Thèse Montpellier, 1895).

TRUFFI. — La cura del Lupus colle iniezioni di calomelano (Gazetta lombarda, 1897).

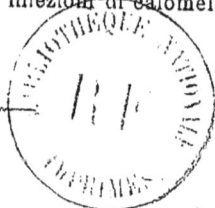

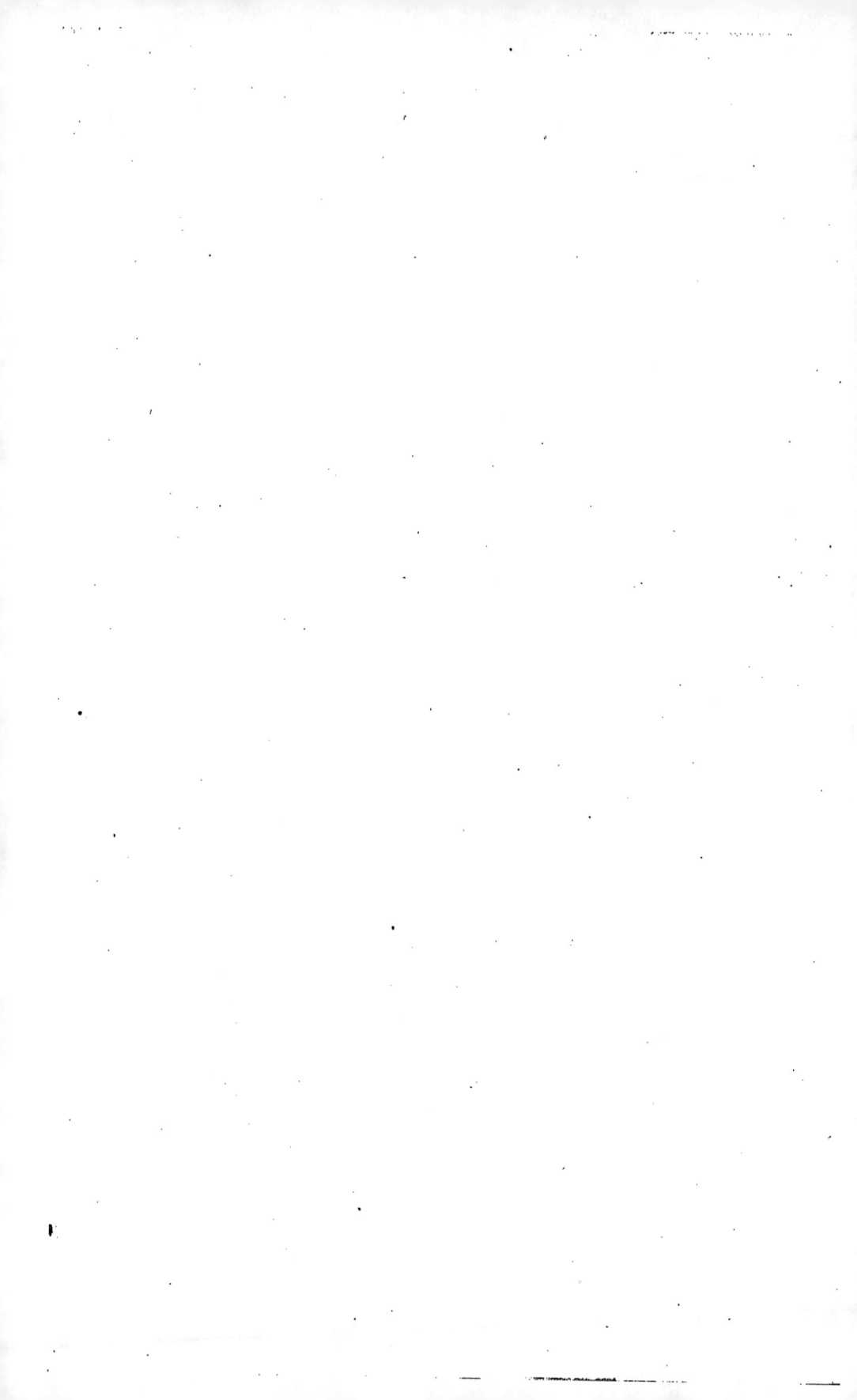

www.ingramcontent.com/pod-product-compliance
Lightning Source LLC
Chambersburg PA
CBHW071328200326
41520CB00013B/2910